RECUEIL

DE MÉMOIRES,

D'OBSERVATIONS ET D'EXPÉRIENCES

SUR

L'INOCULATION DE LA VACCINE.

RECUEIL

DE MÉMOIRES,

D'OBSERVATIONS ET D'EXPÉRIENCES

SUR

L'INOCULATION DE LA VACCINE.

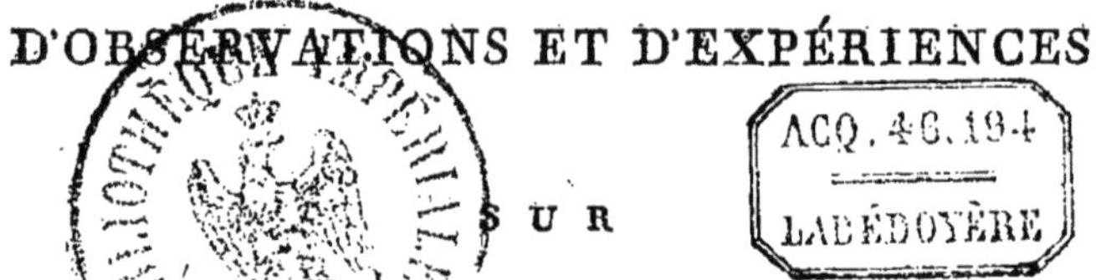

Prix 75 centimes.

A PARIS,

Chez MAGIMEL, Libraire, Quai des Augustins, N°. 73.

AN IX.

A V I S

DES ÉDITEURS.

———

Une question de la plus haute importance occupe en ce moment l'Europe entière ; celle de savoir si le Cowpox ou la petite-vérole, à laquelle on a observé que les vaches étaient sujettes, peut devenir, en l'inoculant aux hommes, le préservatif de la petite-vérole. A Londres, à Genève, à Paris, à Reims, des médecins, dont le nom passera honorablement à la postérité, se sont livrés, et se livrent encore, avec un zèle digne d'éloges, à l'examen de cette découverte précieuse : nous ne nous proposons point de donner ici un résultat complet de leurs essais, et nous n'accompagnerons d'aucune réflexion les faits que nous présentons au public ; nous n'avons en vue que de mettre nos concitoyens à même d'apprécier les motifs de quelques hommes qui , en France, se sont empressés de décrier la vaccine avant que ses effets y fussent connus , et qui, par là , ont empêché beaucoup de personnes de profiter de ses bienfaits.

Nous saisissons cette occasion de payer un juste tribut d'éloges aux Rédacteurs de la *Bibliothèque Britannique* qui , les premiers , nous ont fourni des renseignemens sur ce nouveau genre d'inoculation , et dont les travaux, depuis cinq ans, ont eu constamment pour but tout ce qui peut intéresser les arts , les sciences , la morale , et sur-tout l'humanité.

NOTICE HISTORIQUE

SUR

LA VACCINE. [1]

Par le C.en AUBERT.

EXTRAIT DU JOURNAL DE MÉDECINE.

Vendémiaire an IX.

DEPUIS trois ans à-peu-près, on s'occupe en Angleterre d'une maladie des vaches,

[1] La vaccine (en anglais *cow-pox*, ou petite-vérole des vaches) a été annoncée en France comme un préservatif de la petite-vérole. Cette découverte fixe l'attention publique, excite un intérêt général. Déjà plusieurs partis se sont formés. Les uns, pleins d'un espoir qui peut être déçu, prédisent l'extirpation de la petite-vérole, ou au moins croient posséder un moyen sûr d'en annuller les effets redoutables, et de s'en garantir d'une manière certaine. Les autres combattent, par des raisonnemens, la vaccine qu'ils n'ont jamais vue. Au milieu, il s'est trouvé des hommes qui ont su douter; ils se sont réunis et ont fait une souscription pour inoculer la vaccine. Parmi ces derniers, des médecins qui ne nient point les faits, mais qui doutent et ne veulent rien admettre sans preuves, ont fait des expériences qu'ils continuent; ils les ont annoncées et en rendront compte. Le peu-

qui se communique à l'homme par inoculation, et le garantit de la petite-vérole.
Une découverte aussi intéressante appel-
lera sans doute souvent notre attention,
et nous consignerons ici les faits qui at-
testeront la vérité ou la fausseté de cette
assertion. Voici un abrégé de ce qu'on a
fait et publié là-dessus.

Le docteur Jenner, résidant à Berkeley
dans le Gloucesteshire, publia en l'an 6,
(1798, v. st.) un recueil d'observations
sur la cause et les effets du *cow-pox*, ou
petite-vérole des vaches. Dans cet ouvrage
il décrit une éruption pustuleuse, qui pa-

---

ple français sera éclairé sur un objet qui intéresse
tous les citoyens ; et le procès sera, sinon jugé, au
moins instruit de manière à ce que chacun puisse avoir
une opinion fondée. Nous ferons connaître les diver-
ses tentatives de ce comité médical, et le résultat
qu'il aura obtenu.

Mais pensant bien que beaucoup de personnes igno-
rent ou ne savent qu'imparfaitement ce qui a rapport à cette découverte, nous avons cru devoir faire
précéder ce Recueil de l'histoire très-abrégée de la
vaccine que nous a donnée le citoyen Aubert, médecin de Genève, qui a traduit un des ouvrages du
docteur Woodville, sur la vaccine, et qui a vu pra-
tiquer à Londres cette nouvelle inoculation sur un
grand nombre de sujets.

raît sur le pis des mamelles des vaches : elle consiste en deux ou trois boutons, d'une teinte bleuâtre, quelquefois livides, avec inflammation de la peau environnante. Ces boutons dégénèrent souvent en ulcères phagédéniques, lorsqu'ils sont abandonnés à eux-mêmes. L'animal paraît indisposé pendant la durée de cette éruption, et la sécrétion du lait est diminuée.

Le docteur Jenner attribue cette affection à l'application de la matière qui suinte du sabot du cheval, lorsqu'il est attaqué de cette maladie que les Anglais appellent *grease*, et que l'on connaît en France, sous le nom d'eaux-aux-jambes. Comme dans beaucoup de fermes anglaises, les mêmes hommes soignent les chevaux et les vaches, M. Jenner croit que ces gens infectent les vaches, lorsqu'ils les trayent sans précaution, après avoir pansé le pied du cheval malade. Cette opinion sur l'origine de cette maladie n'a pas été confirmée par les expériences directes qui ont été faites là-dessus. Quoi qu'il en soit, les vaches au printemps ont souvent cette espèce de boutons; et les fermiers la distinguent très-bien des autres éruptions, auxquelles ces mêmes animaux sont sujets.

Les domestiques qui sont employés à les traire, ne tardent pas à prendre la même maladie ; des boutons semblables se développent sur la main ou le bras de celui qui a manié le pis d'une vache malade ; cette éruption est accompagnée de fièvre, de maux de tête, et de douleurs à l'aisselle.

Ce fait était connu depuis près de 5o ans, dans les fermes de différens comtés de l'Angleterre. Dans plusieurs provinces, les fermiers étaient persuadés que celui qui avait eu ce qu'ils appelaient la petite-vérole des vaches, ne prenait point la petite-vérole. Quoique cette tradition fût assez généralement répandue dans les campagnes de l'Angleterre, aucun homme de l'art n'avait daigné s'en occuper ; et avant la publication de l'ouvrage du docteur Jenner, quelques médecins s'étaient contentés de citer cette opinion singulière. [1]

Jenner, le premier, recueillit avec soin les faits qui avaient rapport à cette étrange tradition. D'abord il inocula avec du pus de la petite-vérole, des individus qui

---

[1] ADAMS. *On morbid poisons.* An 1795, p. 156. WOODVILLE. *History of the inoculation of the small-pox ,* an 1796, p. 3.

n'avaient jamais eu cette maladie, mais qui avaient pris la petite-vérole dés vaches ; cette inoculation ne produisit rien. Cependant comme il est difficile dans les campagnes de savoir avec exactitude, si tel ou tel sujet n'a pas eu la petite-vérole ; en 1796, Jenner choisit des enfans sur lesquels il n'avait aucun doute ; il en inocula un avec le pus pris sur le bouton d'une vache. Cette insertion produisit une pustule semblable, à quelque nuance près, à celle qui avait fourni la matière. Cinq enfans furent ainsi inoculés successivement avec la matière qui se reproduisit au bras de chacun d'eux. L'on n'observa aucune variation dans l'apparence du bouton. Quelques temps après, ces mêmes enfans furent exposés à la contagion de la petite-vérole, et inoculés avec du pus variolique. Cette inoculation n'eut aucun effet, et ne fut suivie d'aucune indisposition soit locale, soit générale. Ce succès décida le docteur Jenner à publier ses opérations et ses expériences ; il conclut son rapport par les axiomes suivans :

1.º La petite-vérole des vaches, ou la vaccine, garantit de la petite-vérole, quoiqu'elle se borne à une affection locale, ou au bouton d'inoculation.

2.° On peut l'inoculer comme la petite-vérole ; le virus, en passant d'un sujet à un autre, se reproduit et n'éprouve aucune altération.

3.° La vaccine n'est jamais suivie d'une éruption générale ; elle ne fait naître de pustules qu'à la place où la matière a été insérée sous l'épiderme.

4.° La vaccine ne se communique pas par ses effluves ; elle ne se propage que par le procédé de l'inoculation.

L'ouvrage de Jenner contient encore quelques corollaires moins importans, et sur-tout moins authentiques , tels que celui-ci : *On peut avoir plusieurs fois la vaccine ;* et cet autre : *La petite-vérole ne garantit pas de la vaccine.*

Cette même année (1798 , v. st.) le docteur Pearson ayant fait des recherches dans quelques provinces de l'Angleterre , publia un grand nombre de faits qui venaient à l'appui de ce que Jenner avait annoncé ; M. Pearson essaya aussi d'inoculer avec de la matière variolique trois personnes qui, quelques années auparavant, avaient pris la vaccine en trayant les vaches, et qui n'avaient jamais eu la petite-vérole. Cette inoculation de la variole, quoique répétée plusieurs fois, ne fut suivie d'aucune indisposition, et ne produisit au bras qu'une légère inflammation, qui disparut au bout de six ou sept jours. M. Simmons et d'autres auteurs publièrent à cette époque des observations du même genre ; la curiosité et l'intérêt étaient vivement excités : malheureusement il n'y avait pas alors de vaches malades, et l'on essaya sans succès de leur donner la maladie, en insérant sur le pis de leurs mamelles, le pus d'un cheval attaqué du *grease*. Ce ne fut que l'année suivante, que la vaccine se déclara dans une des vacheries de Londres. Trois domestiques de la maison avaient aux mains des boutons semblables à ceux que Jenner avait décrits et fait dessiner. M. Woodville, médecin de l'hospice de la petite-vérole et de la maison d'inoculation de Londres, prit de la matière sur l'une des vaches, et en inocula sept enfans. Il continua ensuite, ses inoculations en prenant le pus, reproduit successivement par ses inoculés. Le 16 mai, an 7, (1799 v. st.) il publia les expériences qu'il avait faites.

Il avait soumis 600 personnes à cette nouvelle inoculation ; il avait trouvé qu'en effet toutes avaient été mises à l'abri de la contagion variolique. Mais l'effet du virus vaccinal ne se borna pas toujours à l'affection locale : chez les trois quarts de ses malades, il y eut éruption à la surface du corps. Ces éruptions, composées de boutons très-semblables à ceux de la petite-vérole, furent considérables et accompagnées d'accidens chez plusieurs individus; enfin un enfant de 11 mois périt dans les convulsions, le onzième jour de l'inoculation, après une éruption de 100 boutons. En outre, le docteur Woodville crut observer deux fois que la vaccine avait été communiquée par contagion, et sans qu'il y eût application du virus sur une partie de la peau, dépouillée de l'épiderme.

Le docteur Woodville fut surpris d'obtenir des résultats aussi différens de ceux que Jenner et les autres avaient annoncés. Jenner publia bientôt une suite à ses premières observations, et soutint que sans doute le virus de la vaccine, employé par M. Woodville, avait été mélangé au virus variolique; cela n'était pas. M. Woodville a démontré, dans un second rapport, publié au mois de juillet (1800, v. st.)

messidor an 8 , qu'il n'a jamais employé d'autre matière que le vrai virus vaccinal ; sans aucun mélange , et le même dont M. Jenner s'était servi pour plusieurs inoculations ; mais une expérience plus étendue avait appris à M. Woodville que ces éruptions générales qu'il avait vues si souvent, provenaient très - probablement de ce que les malades avaient été exposés à l'influence d'une atmosphère varioleuse, dans le temps où ils avaient été inoculés de la vaccine. M. Woodville avait observé que la maladie était telle que M. Jenner l'avait décrite, lorsqu'on avait soin de n'inoculer qu'avec la matière du bouton d'inoculation , et de tenir le sujet hors d'une atmosphère variolique.

Quoique le premier rapport du docteur Woodville n'eût pas prévenu le public en faveur de cette nouvelle inoculation, ce nouveau procédé se répandit avec une rapidité étonnante. Dès le commencement de l'an 7 , (1799 , v. st.) M. Pearson avait fondé une institution pour l'inoculation de la vaccine. Cette institution était soutenue et dirigée par des souscripteurs , ainsi que le sont en Angleterre les établissemens publics les plus considérables. Vers le milieu de l'an 8 , (1800 , v. st.) on avait inoculé dans cette maison près de 300 personnes. Le nombre de celles qui l'avaient été par M. Woodville , ou sous son inspection immédiate , soit en ville , soit à l'hospice d'inoculation , montait à 3,000. Plusieurs praticiens de Londres avaient embrassé la nouvelle méthode ; elle s'était également répandue dans les provinces , tellement qu'il est impossible d'évaluer avec exactitude le nombre des personnes qui ont été soumises à cette inoculation. Elle a été adoptée par toutes les classes, le peuple, les négocians, la noblesse. Cependant le succès a toujours été le même , et les antagonistes de cette nouveauté n'ont point encore pu citer d'exemple d'un individu qui ait pris la petite-vérole après avoir eu la vaccine.

Ainsi en l'an 8 , (1800 , v. st.) des médecins et des chirurgiens des plus distingués de l'Angleterre , considéraient comme une vérité suffisamment prouvée, cette assertion , naguères si nouvelle et si étrange , que quelques boutons communiqués de la vache à l'homme , sont un préservatif de la petite-vérole. On reconnaissait généralement l'utilité de substituer cette inoculation à l'ancienne , parce qu'on peut espérer d'anéantir un jour, par ce moyen, la contagion variolique, et parce que, lors même que cela n'arriverait pas, cette nouvelle maladie, qui se borne à une affection locale et à une fièvre légère, souvent même imperceptible, est beaucoup plus bénigne que la petite-vérole inoculée.

Si l'on considère le résultat de ces expériences nombreuses, faites par tant de gens, on trouvera qu'il diffère très-peu de celui que l'auteur de cette découverte avait présenté dès le commencement. L'inoculation de 15 ou 20,000 personnes, n'a servi qu'à confirmer les vérités contenues dans l'ouvrage du docteur Jenner, et à nous faire connaître avec plus de précision les effets et le diagnostic de cette maladie.

Nous avons appris quels sont, parmi les symptômes de la vaccine, ceux qui garantissent le succès de l'inoculation. Nous savons que le diagnostic en est renfermé dans la pustule, ou la tumeur qui se développe à la place où l'on insère le virus. Nous savons que lorsqu'on a inoculé à-la-fois le venin de la petite-vérole et celui de la vaccine, ces deux maladies suivent à-la-fois leur cours ordinaire sur le même sujet. L'expérience nous a encore montré qu'il est rare de prendre deux fois la vaccine, et qu'elle ne se développe qu'imparfaitement ou pas du tout, lorsqu'on l'inocule aux personnes qui ont eu la petite-vérole. Enfin, ce que l'expérience a présenté de plus important, c'est que la vaccine n'est jamais mortelle ; qu'elle est toujours accompagnée de symptômes légers, qu'elle ne produit que très-rarement des boutons à la surface du corps ; et qu'elle ne se communique point par contagion, du moins cela est prouvé, pour les cas où la maladie se borne, comme à l'ordinaire, aux piqûres faites par l'inoculateur.

Nous avons de plus acquis une connaissance exacte de l'état dans lequel il faut prendre la matière pour qu'elle ait son activité spécifique ; du temps où il faut la recueillir, et de celui pendant lequel on peut la conserver. Nous ne faisons qu'indiquer ces notions intéressantes, nous réservant d'en donner les détails, lorsque les observations faites sur le continent auront confirmé celles des Anglais, et lorsqu'il sera utile de faire connaître tout ce qui pourra aider la propagation d'un procédé qui promet tant d'avantages. Depuis 18 mois le docteur Decarro inocule la vaccine à

Vienne ; Stromeyer et Ballhorn s'en sont occupés à Hanovre. Plusieurs inoculations ont été faites à Genève par les docteurs Odier, Dunant, Colladon, et nous attendons en ce moment le rapport des médecins qui ont été, à Paris, chargés d'examiner cette découverte.

MÉMOIRE

SUR

L'INOCULATION DE LA VACCINE

A GENÈVE.

Par L. ODIER, D.^r et Prof.^r en Médecine.

Extrait des N.ºs 113 et 114 de la Bibliothèque Britannique.

Il y a vingt-un mois que je commençai à rendre compte dans la *Bibliothèque Britannique, (Sciences et Arts, vol. 9.)* des observations du docteur Jenner sur la vaccine : c'est lui qui, le premier, nous a appris que cette maladie, particulière aux vaches du comté de Gloucester en Angleterre, se transmet fréquemment aux personnes qui sont employées pour les traire, et les préserve pour toujours de la possibilité de prendre la petite vérole. [1]

---

[1] C'est ce dont le docteur Jenner s'est assuré en inoculant cette dernière maladie à un grand nombre de personnes qui avaient eu la première dans leur enfance, les uns 10 ans, d'autres 20, d'autres 30, 40, 50 ans même auparavant. Elles se sont toutes trouvées incapables de prendre la petite-vérole. La vaccine en préserve donc non seulement pour le moment, mais pour toujours.

Or, comme la vaccine est toujours elle-même une maladie bénigne, exempte d'éruption, sans aucun danger pour l'individu qui en est atteint, et jamais contagieuse, le docteur Jenner avait imaginé de l'inoculer au lieu de la petite-vérole, dans l'espérance d'obtenir ainsi tous les avantages de la petite-vérole inoculée, sans aucun de ses inconvéniens, et spécialement sans courir aucun risque de la répandre en multipliant les foyers de contagion. Ces espérances furent bientôt réalisées. Un grand nombre de personnes de tout âge fut soumis à cette épreuve ; elles eurent toutes une maladie extrêmement légère, exempte d'éruption, non contagieuse, et qui se trouva suffisante pour les mettre complétement à l'abri de la petite-vérole, comme on s'en convainquit en leur inoculant cette dernière maladie ; inoculation qui ne produisit jamais qu'une légère efflorescence locale et fugitive.

Les expériences du docteur Jenner furent bientôt répétées en différens endroits de l'Angleterre, et toujours avec le même succès. Le docteur Woodville, médecin de l'hôpital de petite-vérole naturelle et inoculée, à Londres, crut aussi devoir essayer

l'inoculation de la vaccine dans son hôpital. Il publia l'année dernière le résultat
de ses premiers essais. Sur 600 personnes
inoculées avec le virus vaccin, il n'en mou-
rut qu'une; c'était un enfant d'un an , qui,
au douzième jour de l'inoculation , fut ino-
pinément atteint d'une attaque de convulsions , qui ne parut avoir aucun rapport
avec la vaccine. Tous les autres inoculés
l'eurent plus ou moins heureuse ; et tous
furent ensuite exposés à la petite-vérole
par l'inoculation, sans pouvoir la prendre.

Ces faits, et une multitude d'autres du
même genre , dont nous eûmes connaissance l'année dernière, ne pouvaient qu'intéresser vivement les médecins de Genève
qui , depuis 50 ans , inoculent toutes les
années la petite-vérole avec un succès tel ,
qu'on ne voit presque plus aucun habitant
aisé de cette commune qui en soit marqué.
Mais, malgré la bénignité ordinaire de la
petite-vérole inoculée, nous savons cependant qu'elle est quelquefois accompagnée
d'accidens effrayans , de convulsions gra-
ves , de beaucoup de fièvre, d'une éruption
abondante , de temps en temps même confluente, et mortelle au moins trois fois sur
mille.

Ces accidens, quoique rares en comparaison de ceux que produit la petite-vérole naturelle, nous donnaient fréquemment de l'inquiétude, et nous firent desirer de vérifier chez nous les expériences des Anglais, dont nous avions tous les jours des rapports de plus en plus satisfaisans. Un de nos compatriotes établi à Vienne, le docteur De Carro, nous écrivit qu'il avait reçu de Londres des fils imprégnés du virus vaccin, dont il s'était servi avec succès pour inoculer tant ses propres enfans qu'un assez grand nombre d'autres individus. Il nous envoya quelques-uns de ces fils. Nous les essayâmes. Ils ne réussirent point. Il nous en envoya d'autres pris sur le bras d'un homme de 51 ans, qui, quoiqu'il eût eu la petite-vérole dans son enfance, avait voulu se faire inoculer la vaccine, pour décider une question qui s'était élevée à Londres, sur la possibilité de prendre cette dernière maladie, après avoir eu la première. L'incision s'était enflammée rapidement, et avait abondamment suppuré. Il avait eu trois jours de fièvre, des douleurs subaxillaires, et tous les symptômes qui semblaient annoncer la vraie vaccine, quoique très-précoce. Nous essayâmes ces fils,

dans le courant de l'automne dernier. Ils
réussirent en apparence. Ils produisirent
sur une vingtaine d'enfans inoculés successivement avec ce virus, une maladie singulière, qui se développait avec une telle
rapidité que, dans l'espace de sept à huit
heures, le bras s'enflammait, l'incision s'en-
tourait d'une large efflorescence, il surve-
nait de la fièvre, quelquefois même des
vomissemens. Mais dans 48 heures, tout
était fini. La rapidité de cette marche nous
donna des doutes, d'autant plus que, quoique le bras de nos inoculés suppurât abondamment, ce n'était que par un suintement, qui formait une croûte épaisse, sous
laquelle se trouvait le pus ; et jamais comme
l'annonçaient les Anglais, par une vésicule
bien circonscrite, et remplie d'un fluide limpide. J'écrivis en Angleterre aux docteurs
Jenner et Pearson ce qui nous arrivait,
en leur demandant d'autres fils. Ils m'en
envoyèrent sur la fin du mois de floréal
dernier, en m'assurant qu'ils étaient convaincus que les prétendues vaccines, que
nous avions observées, ne pouvaient en
aucune manière préserver de la petite-vérole.

Effectivement, une nouvelle inoculation

avec le virus variolique a produit sur tous nos inoculés de ce temps-là [1] un effet complet, comme s'ils n'avaient point été inoculés avec le virus vaccin.

Mais les nouveaux fils que m'avait envoyés le docteur Pearson ont bien réussi ; ils ont produit une maladie parfaitement semblable à celle que décrivent les Anglais ; et l'extrême bénignité de cette maladie a frappé le public, qui, plus éclairé chez nous que par-tout ailleurs, et accoutumé depuis long-temps à recevoir l'inoculation comme un bienfait, sans en méconnaître les inconvéniens, s'est promptement pénétré des avantages de cette nouvelle manière d'inoculer.

On nous a présenté de toutes parts un grand nombre d'enfans pour les y soumettre. L'épidémie de la petite-vérole actuellement régnante parmi nous, jointe à l'excessive chaleur de la saison qui, suivant l'opinion commune, ne permettait guères l'inoculation de la petite-vérole, a contribué

---

[1] J'entends ceux dont les parens, bien éclairés sur l'inutilité de la première inoculation, ont consenti à les soumettre à la seconde. Quelques-uns s'y sont absolument refusés. Trois de ces malheureux enfans ont pris la petite-vérole naturelle, et en sont morts.

à cet empressement; et, depuis quatre mois, presque tous mes collègues et moi , nous avons inoculé la vaccine à près de 400 en-fans , sur lesquels nous avons été très à portée de bien observer et les avantages de cette nouvelle méthode , et la marche de la maladie , et la nature des accidens qui la troublent quelquefois.

Voici le résultat de nos observations, tel qu'il est parvenu à ma connaissance :

1.º *Manière d'inoculer.*

Lorsque nous avons inoculé avec le fil , nous avons fait au milieu de chaque bras une incision de la longueur de deux à trois millimètres, (une ligne à une ligne et demie) et tellement superficielle qu'il n'en sortit que peu ou point de sang. Nous avons écarté les bords de la plaie avec le pouce et le troisième doigt; et nous y avons placé un petit bout du fil vaccin de la longueur de deux millimètres , (une ligne) de ma-nière à le loger tout-à-fait dans l'incision. Le virus vaccin se sèche sur le fil comme un vernis , et devient très - cassant. C'est pourquoi il faut avoir soin que le virus ne s'en sépare pas en éclats; et, pour cet effet, il faut couper le fil avec un canif ou autre instrument bien tranchant, plutôt qu'avec des ciseaux. Quand il est dans l'incision, on le recouvre d'une petite compresse de linge , qu'on assujettit par une bande de toile. On ne lève l'appareil qu'au bout de deux ou trois jours. Nous avons cru voir que le contact des corps gras empêche l'action du virus. C'est par cette raison que nous n'appliquons point de sparadrap sur l'incision.

Nous avons aussi inoculé avec du virus desséché sur du verre , en le délayant bien avec une lancette trempée dans de l'eau froide, (car le docteur Jenner nous a averti que la moindre chaleur détruit son activité.) Avec cette lancette bien humectée du virus délayé , on fait, comme ci-dessus, une petite incision , sur laquelle on essuie bien la lancette , des deux côtés et à plusieurs reprises , en écartant avec soin les bords de la plaie ; de cette manière aucun appareil n'est nécessaire.

Mais , quelques précautions que l'on prenne , l'inoculation faite avec du virus vaccin desséché manque beaucoup plus fréquemment que celle qu'on fait de la même manière avec du virus variolique ;

c'est pourquoi nous avons préféré, autant qu'il a été possible, inoculer de bras à bras, avec du virus frais, et non délayé. L'inoculation faite ainsi a presque toujours réussi; cependant elle a manqué quelquefois, et il est difficile de dire à quoi cela tient.

Le choix du moment où le virus doit être pris ne nous a point paru indifférent. Nous avons trouvé que le moment préférable est celui où l'aréole est bien formée autour de l'incision. En plongeant alors dans le bouton la pointe d'une lancette, on l'en retire sèche. On croirait d'abord, qu'il n'y a rien ; mais, un instant après, une goutte d'un fluide très-limpide, comme de l'eau , sort de l'ouverture ; on en humecte la lancette , et l'on fait aussitôt l'incision ; car, si l'on tarde , le virus se sèche très-promptement.

Lorsque nous avons inoculé avec le pus opaque et plus épais qui se trouve sous la croûte déjà formée , nous avons eu des symptômes très - précoces d'irritation locale , qui, dans un cas particulier , ont eu la plus grande ressemblance avec la vaccine bâtarde , dont j'ai parlé plus haut , et ont produit , dans l'espace de quelques heures , de la fièvre , une grande aréole autour de l'incision , et un suintement abondant.

2.º *Marche de la maladie.*

Mais quand nous avons inoculé avec le fluide bien limpide qui sort du bouton dans son état vésiculaire , avant la dessication , et sans négliger aucune des précautions suggérées ci-dessus , voici quelle a été très-uniformément la marche de la maladie. Pendant les quatre premiers jours, l'incision ne manifeste pour l'ordinaire aucun signe d'infection , ou presque aucun. Au cinquième jour, on y apperçoit un peu de rougeur et d'élévation , semblable à celle que présente ordinairement à la même époque la petite-vérole inoculée , mais plus luisante , et avec une apparence vésiculaire mieux prononcée. Cette petite tumeur augmente insensiblement jusqu'au huitième jour ; et , jusqu'à cette époque , elle ressemble assez à celle de la petite-vérole inoculée : mais alors il survient de la fièvre , et dès ce moment la tumeur vaccine prend le caractère qui lui est propre , c'est à-dire , qu'elle devient plus circonscrite , plus circulaire , plus élevée que celle de la petite-vérole inoculée; d'un jaune pâle, et à demi-transparente.

La fièvre ne se manifeste guères que par l'accélération du pouls, et le malade n'est ni moins gai, ni moins actif. Il arrive cependant quelquefois que l'invasion, ou plus fréquemment la fin de la fièvre, est accompagnée de mal-aise, de nausées et de vomissemens ; mais ces symptômes sont toujours fugitifs et légers. Le symptôme accessoire le plus ordinaire chez les inoculés qui ont plus de trois ans, est la douleur sous les bras, douleur qu'on observe aussi dans la petite-vérole inoculée, et qui communément précède la fièvre ; mais ce symptôme est fort rare, ou du moins on ne s'en apperçoit pas au-dessous de l'âge de trois ans. En général, les très-petits enfans paraissent moins incommodés de cette maladie que ceux qui sont plus âgés. Nous n'avons vu aucun malade qui eût des convulsions, et très-peu qui eussent des soubresauts. C'est là une des plus importantes différences qui se trouvent entre la vaccine et la petite-vérole inoculée.

Au dixième jour, la fièvre cesse, et la tumeur s'entoure d'une belle efflorescence d'un rouge pâle, d'un à deux pouces de

diamètre , (de trois à six centimètres) qui
dure deux jours , et qui , quelquefois dis-
paraît dans le centre plus promptement qu'à
la circonférence. Dès que l'efflorescence est
bien formée , le bouton sèche du centre à
la circonférence , et se convertit en une
croûte dure , épaisse, brune, ou noire , qui
ne tombe qu'au bout de 20 à 30 jours, et
laisse après elle un creux peu profond. Tel
est le cours ordinaire de la maladie ; et j'observe qu'il est beaucoup plus invariable que
celui de la petite-vérole inoculée , où l'on
voit fréquemment de grandes disparates
dans le temps et la manière dont elle se
développe.

3.º *Inflammation Érysipélateuse.*

Cependant il arrive , peut-être deux ou
trois fois sur cent , un accident qui n'a pas
échappé aux Anglais, et que nous avons eu
occasion d'observer dans sept à huit de nos
malades ; c'est une inflammation érysipéla-
teuse qui s'étend promptement à plusieurs
pouces de distance de l'incision , et quelquefois même sur la totalité du bras et de
l'avant-bras. Je n'ai point vu d'accident pareil dans ma pratique particulière. S'il s'en

fût présenté à moi, j'aurais probablement mis en usage les moyens prescrits par les Anglais pour arrêter l'érysipèle, savoir, des compresses trempées dans l'eau de Goulard, ou simplement, dans de l'eau et du vinaigre [1]. Ici, ceux de nos inoculateurs qui ont observé ces accidens n'y ont attaché aucune importance, et l'événement a justifié leur sécurité; ils n'y ont fait aucune application. Il en est résulté que, dans un ou deux cas, elle s'est répandue sur tout le corps, mais sans aucune conséquence alarmante pour

---

[1] Depuis la rédaction de ce Mémoire, j'ai vu l'accident dout je parle ici, et j'ai parfaitement réussi à l'arrêter aussitôt par l'eau de Goulard. J'apprends en ce moment d'un de mes collègues, que, dans un cas de cette espèce, l'eau de Goulard n'a pas arrêté les progrès de l'érysipèle; mais il s'est terminé spontanément, et n'a eu aucune suite. J'apprends d'un autre, qu'il a vu après l'efflorescence se former autour de la croûte un érysipèle phlegmoneux, dont le centre dégénéra en un ulcère assez étendu, et d'une apparence assez grave, mais qui se guérit fort bien par des cataplasmes. Ce sont là les seuls accidens nouveaux qui aient été rapportés dans une assemblée de nos médecins presque complète, où j'ai lu ce Mémoire. Nous avons vu des accidens pareils dans l'inoculation de la petite-vérole, et leur extrême rareté, dans l'un et l'autre genre d'inoculation, ne doit laisser aucune crainte.

l'enfant. Dans le cas le plus grave de cette espèce, dont j'aie entendu parler, la vaccine n'a produit aucun autre effet. L'incision ne s'est point enflammée, et l'érysipèle qui s'était manifesté dès le premier jour de l'inoculation, n'a commencé qu'à trois centimètres (un pouce) de distance. Dans d'autres, l'érysipèle, quoique très-précoce, n'a point empêché l'infection locale et générale. Dans d'autres, enfin, l'érysipèle n'est survenu qu'à la suite de l'efflorescence qui forme le dernier période de la vaccine régulière. Dans un ou deux cas nous avons lieu de soupçonner que cet accident était dû à quelque saleté de la lancette, qui avait été récemment aiguisée, et qui était encore grasse.

4.º *Éruption de taches rouges.*

Un autre accident qui a été fréquemment observé par le docteur Pearson, et que nous n'avons vu cependant que deux ou trois fois, a été l'éruption de taches rouges sur différentes parties du corps. Ces taches, semblables à celles de la fièvre ourtilière, mais sans ampoules, ne se sont manisfestées qu'après l'efflorescence. Elles ont été tout-à-fait fugitives ; n'ont été accompagnées d'aucun mal-aise , et ne se sont point transmises aux enfans inoculés d'après ceux qui les avaient eues.

5.º *Éruptions semblables à celle de la petite-vérole.*

Quant aux éruptions semblables à celle de la petite-verole, nous les avons observées dans quelques-uns de nos inoculés , à-peu-près deux ou trois fois sur 100 ; et, dans un ou deux cas, cette éruption a été fort abondante : mais il nous a paru clairement qu'elle tenait à l'épidémie de petite-vérole. Le docteur Woodville avait déjà remarqué que, lorsqu'on inocule en même-temps à un enfant la vaccine et la petite-vérole , les deux maladies se développent simultanément , l'une n'arrêtant point le progrès de l'autre ; d'où il suit que, si on inocule la vaccine à un enfant qui ait déjà le germe de la petite-vérole, celle-ci se développera , ou avant la vaccine , ou après , selon que l'enfant aura été inoculé à une époque plus ou moins éloignée du moment où il a été exposé à la contagion de la petite-vérole. Dans le premier cas , c'est-à-

dire, celui où le développement de la petite-vérole précède celui de la vaccine, la
maladie se manifeste exactement telle qu'elle
aurait été, si l'on n'avait point inoculé la
vaccine ; elle n'est point modifiée par l'inoculation de cette dernière ; elle conserve le
caractère qu'elle aurait eu ; elle est discrète
ou confluente, pétéchiale, mortelle même,
suivant la disposition de l'enfant, à laquelle l'inoculation subséquente de la vaccine n'apporte aucun chagement. Et, dans
ce cas, le développement ultérieur de la
vaccine n'a pas lieu. Il ne survient point
d'aréole autour de l'incision. Les boutons
ont d'ailleurs tous les caractères de la petite-
vérole naturelle ; ils durent 9 jours ; ils ont
de l'odeur ; ils répandent facilement la contagion. Nous avons eu quatre cas de cette
espèce, dans lesquels la petite-vérole s'est
manifestée au quatrième ou cinquième jour
de l'inoculation de la vaccine, qui, par
cet accident, est devenue inutile. Deux de
ces quatre enfans en sont morts ; les deux
autres se sont guéris, sans qu'on pût ap-
percevoir aucune différence entre leur petite-vérole et la petite-vérole naturelle. Si,
au contraire, le développement de la vaccine précède celui de la petite-vérole, la

première de ces deux maladies modifie la
seconde, et la rend toujours très-bénigne,
et parfaitement semblable à la petite-vérole
inoculée ; car la plupart des boutons avor-
tent; les autres suppurent à la vérité, mais
ne durent que 6 jours, n'ont point d'odeur,
et ne sont accompagnés d'aucune fièvre se-
condaire. Nous avons eu sept à huit cas de
cette espèce, dans lesquels les boutons ne
sont survenus qu'après la formation de l'a-
réole autour de l'incision ; et, dans tous ces
cas, la maladie a été aussi heureuse qu'elle
l'est dans les cas ordinaires de petite-vérole
inoculée.

Dans cinq ou six autres cas, nous avons
vu, après le développement de la vaccine,
se manifester sur tout le corps, des boutons
semblables à ceux de la petite-vérole volante, ou plutôt à cette variété de la petite-
vérole volante, dans laquelle les boutons
ne durent à la vérité que trois jours, mais
se succèdent les uns aux autres, de manière
à prolonger la maladie de plusieurs jours.
Ces boutons étaient vésiculaires, remplis
d'un fluide limpide comme de l'eau, et
entourés à leur base d'une petite aréole.
Peut-on aussi attribuer cette espèce d'éruption à l'épidémie régnante, qui produit fré-

quemment la variole et la varicelle simultanément? Ou plutôt, doit-on les considérer
comme de véritables boutons de vaccine,
semblables à celui qui se forme à l'incision ?
Je penche pour cette dernière opinion ,
parce que les enfans qui ont été inoculés
avec le fluide limpide contenu dans ces
boutons à une grande distance de l'incision , ont eu la vaccine comme s'ils avaient
été inoculés avec le fluide formé à l'incision
même. Mais pourquoi cette éruption générale est-elle si rare qu'on ne la voit pas
deux fois sur cent? Je l'ignore : ce qu'il y
a de certain , c'est qu'elle n'aggrave point
la maladie.

6.º *Certitude du préservatif.*

Nous avons acquis de deux manières la
certitude que la vaccine inoculée garantit
bien sûrement de la petite-vérole.

1.º Par la communication directe ou in-
directe que tous nos inoculés vaccins ont
eue nécessairement avec une grande multitude d'enfans atteints de la petite-vérole ,
dans tous les quartiers de la ville. On sait
que la petite-vérole est encore contagieuse
long-temps après que les malades sont en

état de sortir. Van-Swieten estime qu'elle l'est encore au bout de 60 jours après son invasion : or, depuis le vingtième jour la plupart des malades sortent, vont et viennent, se répandent librement dans les rues, dans les places publiques, dans les promenades, dans les écoles, dans les temples, etc. Il est impossible, que près de 400 enfans, auxquels on a inoculé la vaccine depuis quatre mois, eussent tous échappé, s'ils en étaient susceptibles, à une épidémie aussi générale que celle qui règne actuellement ici, et qui a déjà fait périr dans nos murs près de 150 enfans. C'est pourtant ce qui est arrivé ; aucun d'eux n'a pris la petite-vérole, à l'exception de ceux dont j'ai parlé plus haut, et qui en avaient certainement le germe avant leur inoculation.

2.º Nous avons de plus inoculé la petite-vérole de bras à bras, et avec toutes les précautions propres à assurer le succès de cette opération, à 10 ou 12 de nos inoculés vaccins, et cela, plusieurs semaines après la chûte des croûtes de vaccine. Aucun d'eux n'a présenté le moindre indice d'infection générale. L'incision s'est légèrement enflammée ; mais elle a séché promptement, sans aréole, et sans aucun symptôme de fièvre.

(33)

7.º *Caractère non contagieux de la vaccine.*

Nous avons acquis à plusieurs reprises la preuve complète que la vaccine n'est point une maladie contagieuse. Dans plusieurs familles, nous avons inoculé deux, trois, ou quatre enfans, les uns après les autres. Ceux qui avaient la maladie ont couché avec ceux auxquels on ne l'avait pas encore inoculée, et ceux-ci ne l'ont jamais prise que lorsqu'on la leur a inoculée à leur tour. Nous n'avons d'ailleurs vu aucun exemple quelconque de contagion.

8.º *La vaccine n'excite aucune maladie.*

J'ajouterai enfin, qu'il ne nous a pas paru qu'en aucun cas la vaccine inoculée fût suivie d'aucune autre maladie ; ni clous, ni furoncles, ni maux d'yeux, ni maux d'oreilles, ni aucun dépôt, comme on en voit souvent à la suite de la petite-vérole, tant inoculée que naturelle. Au contraire, nous avons inoculé plusieurs enfans très-délicats, dont il semble que la santé ait été, jusqu'à un certain point, améliorée par cette opération.

Tel est le résultat sommaire de nos observations. Elles s'accordent parfaitement avec celles des Anglais, sur lesquelles je renvoie à la *Bibliothèque Britannique*, (Sciences et Arts, vol. 9 et suivans.) J'ai rendu dans ce Journal un compte détaillé de tout ce qu'ont publié à cet égard les médecins et chirurgiens de cette nation. Ce que nous avons vu et ce que nous voyons encore tous les jours ne nous permet pas de douter que l'inoculation de la vaccine ne soit, et comme préservatif de la petite-vérole, et comme moyen de la détruire à la longue, une des plus belles et des plus importantes découvertes qu'on ait faites depuis long-temps. Puissent tous les Gouvernemens s'accorder à la répandre, à la faire connaître, à l'encourager par tous les moyens compatibles avec la liberté ! C'est peut-être le plus grand service qu'on puisse rendre à l'humanité. [1]

Genève, 4e jour complémentaire an 8.

O DI E R, *docteur et professeur en médecine.*

---

[1] Depuis la rédaction de ce Mémoire, on a inoculé la vaccine à près de 200 enfans de plus. On peut en compter aujourd'hui près de 800, qui tous l'ont eue fort heureuse.

EXPÉRIENCES
FAITES A PARIS.

DANS le courant de germinal dernier, le citoyen Larochefoucault de Liancourt, qui avait été à portée d'observer, en Angleterre, les heureux effets de la vaccine, ouvrit une souscription pour subvenir aux frais des expériences qu'il proposait de répéter en France. Un grand nombre de personnes souscrivit ; et dans une assemblée qu'elles tinrent le 21 floréal dernier, à l'École de Médecine , elles nommèrent un Comité principalement composé de médecins jouissant de la confiance publique , qui , depuis cette époque, jusqu'à ce jour, ont suivi avec exactitude les effets de cette inoculation. Nous nous bornerons à mettre sous les yeux du lecteur les deux *notes suivantes*, et insérées au nom du Comité médical , dans le Journal officiel , les 2 et 27 brumaire , et les noms des médecins qui sont membres de ce Comité :

PINEL , médecin de l'Hospice des femmes,

ci-devant la Salpêtrière , et professeur de l'École de médecine de Paris.

Leroux , professeur de clinique de l'École de médecine de Paris.

Guillotin , médecin de la ci-devant Faculté.

Mongenot , médecin de l'Hospice de l'ouest.

Doussin-Dubreuil , docteur-médecin.

Salmade , docteur-médecin.

Colon , docteur-médecin.

Parfait , inspecteur des Hôpitaux militaires.

Marin , chirurgien du Prytanée de Paris.

Thouret , directeur de l'École de Médecine.

Comité médical pour l'inoculation de la vaccine.

Paris , 28 vendémiaire an 9.

Depuis le 3 thermidor , le Comité n'a point entretenu le public de ses inoculations. Ce long espace de temps n'a point été perdu : le Comité croit l'avoir employé utilement.

Les premiers essais , comme on le sait , avaient été faits avec de la matière de la vaccine envoyée de Londres. Mais soit à raison de la longue durée du transport , soit par l'inexpérience du Comité , peu éclairé encore sur ce genre d'inoculation , cette matière , après quelques succès obtenus , s'était perdue enfin entre ses mains. L'arrivée du docteur Woodwille , médecin de l'hôpital d'inoculation de Londres , mit bientôt le Comité en état de reprendre la suite de ses expériences.

Ce célèbre inoculateur, retenu à Boulogne-sur-Mer , par les formalités nécessaires pour l'obtention de son passe-port , avait inoculé quelques enfans dans cette commune. Cette occasion procura au Comité le moyen d'avoir en vingt-quatre heures de la matière de la vaccine aussi fraîche qu'il fût possible de l'obtenir. De nouveaux enfans furent inoculés en présence du docteur Woodwille , et d'autres l'ont été depuis successivement.

Ces inoculations, pratiquées avec la matière de Boulogne , ont généralement offert une marche plus régulière , un caractère mieux prononcé, que celles qui avaient eu lieu précédemment , et le Comité regarde ses essais, depuis cette époque, comme méritant une plus grande confiance. Chez tous les sujets , comme sur les premiers , la maladie a été des plus bénignes ; aucun accident ne s'est manifesté. En ce moment, le nombre des inoculations du Comité s'élève à plus de cent cinquante.

Le comité s'est également occupé du soin de soumettre à l'inoculation de la petite-vérole plusieurs des sujets qu'il avait inoculés précédemment de la vaccine , et qu'il regardait comme en ayant été plus ou moins réellement atteints.

Quatre de ces enfans furent inoculés d'abord le 3

fructidor , trois mois après l'insertion de la vaccine. Quatre l'ont été dans une seconde épreuve, vers le 15, et sept autres ensuite le 30 du même mois ; deux mois environ après leur première inoculation. Enfin, le 11 vendémiaire, quatre autres enfans ont été inoculés après le même intervalle.

Des quatre premiers enfans , trois n'ont éprouvé absolument aucun effet de leur inoculation. Les quatre de la seconde épreuve n'en ont ressenti aucune suite. Il en a été de même des sept enfans inoculés en troisième lieu. Sur cinq ; qui sont les quatre derniers inoculés , et l'un des quatre premiers , on a remarqué quelques effets aux piqûres ; c'est-à-dire, que quelques-unes se sont enflammées , et qu'il s'y est formé un travail local , qui a été suivi de suppuration. Sur un seul de ces cinq enfans, (le nommé *Blondeau*, l'un des sujets inoculés de la vaccine avant l'arrivée du docteur Woodwille,) ce travail local a été accompagné d'un mouvement fébrile. Les autres n'en ont point éprouvé, et sur aucun il ne s'est manifesté le moindre indice d'éruption générale.

Pour s'assurer de la nature de l'humeur qui s'est produite dans cette inflammation des piqûres, le Comité a eu soin d'en prendre sur un de ces sujets, et de l'employer pour inoculer deux enfans qui n'eussent point eu la petite-vérole. Il en est résulté sur ces derniers une infection varioleuse , telle qu'on l'observe dans l'inoculation ordinaire, avec fièvre manifeste et éruption générale. Le Comité répète en ce moment la même épreuve pour les quatre autres enfans dont les piqûres ont offert quelque travail, et elle sera renouvelée toutes les fois qu'il y aura la même apparence.

Tels sont les faits que le Comité a observés depuis le dernier compte qu'il a rendu au public et aux sous-cripteurs. Il est bien éloigné de les regarder comme suffisans pour donner lieu à des resultats décisifs. Il sent trop bien l'importance de la question soumise à son examen, pour n'y pas apporter toute la maturité, toute la circonspection qu'elle exige, et son projet est encore de continuer ses expériences. Mais de fortes inductions sortent naturellement des faits qu'il a re-cueillis, et il ne croit point manquer au caractère dont il est revêtu, en se permettant de les indiquer ici.

1.º La vaccine lui paraît être une affection parti-culière, distincte de tous les autres genres d'érup-tions connus, et différente sur-tout de la petite-vérole ordinaire.

2.º La vaccine paraît être en même temps une affection des plus bénignes, et qui mérite à peine le nom de *maladie*. Sur les 150 sujets inoculés, il n'est survenu aucun accident.

3.º Cette affection n'est point contagieuse par l'air, par l'attouchement. Des enfans réunis pendant un long espace de temps, ont été inoculés successivement, et, dans aucun, elle ne s'est manifestée avant leur inoculation.

4.º Cette maladie ne donne lieu à aucune éruption générale. Il n'a jamais paru de boutons, dans les es-sais, qu'aux seules incisions ou piqûres faites pour l'inoculation, et il n'en est jamais survenu qu'un à chaque piqûre.

5.º L'inoculation de la vaccine est également pra-ticable et exempte d'accidens, quel que soit l'âge des sujets que l'on y soumet. Des enfans ont été inoculés au sein même de leur nourrice ; d'autres à l'âge d'un, deux, trois ans, et jusqu'à quinze. Des personnes de quarante, et même cinquante ans, l'ont été également, et toujours avec le même avantage.

6.° Enfin le Comité pense qu'un effet préservatif s'est fait remarquer dans les réinoculations qui ont eu lieu avec la petite-vérole. Les dix-neuf sujets qui y ont été soumis, ont été inoculés avec du pus frais, pris chaque fois sur un enfant varioleux présent. Le Comité, pour rendre son épreuve plus décisive, avait, sur plusieurs individus, fait usage des piqûres très-profondes, c'est-à-dire, de celles qui, suivant les inoculateurs, occasionnent nécessairement d'abondantes éruptions de boutons. On avait même porté l'attention jusqu'à introduire, à plusieurs reprises, une grande quantité de pus variolique dans les piqûres. Cependant, des dix-neuf sujets inoculés, aucun n'a eu le moindre indice d'éruption générale. Sur quatorze, les piqûres se sont effacées promptement, sans aucune apparence de travail. Sur les cinq autres, l'inflammation peut n'être regardée que comme l'effet de l'irritation locale, produite par la lésion de la peau. Cette inflammation a commencé dès le jour même de l'insertion. La marche en a été beaucoup plus rapide et moins régulière, que celle de l'inoculation ordinaire. On connaît d'ailleurs des exemples d'un pareil travail sur des personnes qui, ayant eu la petite-vérole, se sont fait ensuite inoculer. Enfin, si un effet quelconque de préservation ne s'était pas opéré par l'inoculation de la vaccine dans les sujets qui y ont été soumis, comment la matière varioleuse, portée dans leurs piqûres par l'inoculation de la petite-vérole, n'y aurait-elle excité , (et encore sur quelques-uns seulement) qu'une affection locale et partielle ; tandis que, reprise dans ce foyer pour être transmise à des enfans non vaccinés, elle a occasionné à ces derniers tous les signes ordinaires de l'infection générale?

Ces premiers apperçus que , sans rien décider encore, le Comité croit pouvoir offrir à la méditation des savans, s'accordent entièrement avec les résultats obtenus à Genève par le docteur Odier , et dont il vient de rendre compte dans un rapport publié par les soins du Préfet de ce département. Sur 800 enfans inoculés de la vaccine, la bénignité de la maladie, sa marche régulière et invariable, son caractère non contagieux, l'absence de toute maladie consécutive , se sont constamment manifestés. Une circonstance très-remarquable a donné lieu, en même-temps, d'éprouver son action préservative. Une épidémie de petite-vérole très-meurtrière s'étant déclarée à Genève, où plus de 150 enfans en ont été les victimes, où 76 encore ont péri dans le mois dernier, on a observé que les enfans vaccinés sont restés sans être atteints de la contagion, à l'exception de sept à huit seulement qui en avaient pris le germe avant leur inoculation , et chez lesquels la petite-vérole s'est manifestée au 4.ᵉ ou 5.ᵉ jour de l'inoculation de la vaccine, qui, par cet accident, est devenue inutile.

Au nom du Comité de l'inoculation de la vaccine.

THOURET, *directeur de l'Ecole de médecine.*

Depuis le dernier compte qui a été rendu au public [1] le Comité a continué ses inoculations, et quatre nouveaux enfans du nombre de ceux qui avaient été inoculés de la vaccine, ont été soumis à la contre-épreuve de l'inoculation de la petite-vérole.

Dans cette dernière épreuve, l'insertion a été pratiquée superficiellement, comme on le fait dans l'inoculation ordinaire. En préférant cette méthode, le Comité desirait se mettre à portée d'observer l'effet qui en résulterait, et de le comparer avec celui qui a été le produit des piqûres profondes, employées sur les quatre derniers enfans réinoculés avec la variole, et qui en avait imposé à quelques personnes sur la nature du travail qui s'était manifesté aux piqûres.

L'inoculation des quatre nouveaux enfans n'a eu absolument aucune suite, et le Comité dès-lors s'est confirmé dans l'opinion que le travail local observé aux piqûres profondes, qu'il avait employées dans une de ses épreuves, était le simple résultat de la plaie faite à la peau, et de la matière étrangère qui y avait été déposée.

Mais, pour ne laisser aucun doute à cet égard, il convenait d'inoculer ainsi profondément des sujets qui eussent eu auparavant la petite-vérole. Le Comité s'est empressé de faire cette expérience. Un enfant qui, dans l'épidémie observée il y a deux ans, contracta

---

[1] Voyez le Moniteur du 2 brumaire.

l'infection variolique, à l'hospice même des orphelines,
a été inoculé, le 18 vendémiaire, de la petite-vérole.
Deux piqûres profondes ont été faites au bras droit,
et il y est survenu le même travail qu'à celles des enfans inoculés de cette manière après la vaccine, sans
qu'à l'inspection, ainsi que dans la marche du travail, il ait été possible d'y remarquer la plus légère
différence.

Le Comité ne croit pas qu'il puisse maintenant res-
ter de doute sur la nature du travail local observé
à quelques-unes des piqûres dans les cinq enfans réinoculés de la petite-vérole, dont il a parlé dans sa dernière note. Ce travail lui paraît étranger à toute espèce d'infection variolique; il s'est produit par l'effet
de la plaie faite à la peau; le bouton phlegmoneux et
la suppuration qui sont survenus, en ont été la suite;
la matière varioleuse qui y avait été déposée, s'est
conservée dans ce foyer où l'on a pu la reprendre avec
toute son activité; enfin, il n'y a pas eu dans ce travail, après l'emploi de la vaccine, et sans doute par
un bienfait de cette pratique, plus d'infection variolique, que dans l'enfant que nous avons inoculé de la
petite-vérole, après l'avoir eue, il y a deux ans, de la
manière la plus sensible.

Le comité doit ajouter que, d'après l'avis qu'il en
avait donné dans sa dernière note, il a fait sur deux
enfans l'épreuve de la matière prise sur les quatre sujets vaccinés, qui, ainsi que Blondeau, ont offert dans
la réinoculation avec la petite-vérole un travail local
à quelques-unes des piqûres. Cette inoculation n'a été
suivie que d'une inflammation légère, qui en peu de
jours s'est dissipée.

Le résultat des expériences du comité est en ce moment:

Inoculations de la vaccine, 200.

Enfans vaccinés, soumis à la réinoculation de la variole, sans en avoir été atteints, 27.

Au nom du Comité médical de l'inoculation de la vaccine.

THOURET.

EXPÉRIENCES

FAITES A REIMS

Par le Comité médical établi dans cette ville, et par le citoyen Husson, médecin de Paris.

Extrait du Journal de Médecine du mois de frimaire an IX.

Les expériences faites en Angleterre, dans le Holstein, à Genève et à Paris, ont décidé, dans les premiers jours de vendémiaire, le Comité médical de Paris, à m'engager de porter à Reims le bienfait de la vaccine. Cette ville était infestée depuis plusieurs mois d'une épidémie varioleuse, tellement meurtrière que, sur 1,093 individus morts pendant le cours de l'an 8, 500 à-peu-près périrent de la petite-vérole.

Il ne pouvait se présenter une circonstance plus favorable à l'introduction de la vaccine, puisque, dans un cas absolument semblable, le docteur Odier avait employé avec le plus grand succès la *vaccination* à Genève. [1]

---

[1] J'adopte avec le docteur Leroux le mot *vaccination*, pour désigner l'inoculation de la vaccine.

J'arrivai à Reims le 10 vendémiaire , avec du virus vaccin, pris la veille sur un jeune enfant que j'avais vacciné à Paris. Toutes les lancettes que j'en avais chargées étaient oxidées à mon arrivée, c'est-à-dire, 27 heures après avoir pris la matière. Je pressentis dès - lors que mes vaccinations n'auraient aucun effet. J'essayai cependant sur deux enfans. Je n'obtins aucune réussite , et les enfans n'eurent pas la plus légère incommodité , même locale. Les citoyens Dupuytren et Colon me firent , avec la plus grande célérité , deux nouveaux envois de virus , sur des fils, du verre, et des lancettes.

J'employai cette matière nouvelle sur treize personnes, en observant, autant que possible , de vacciner le même individu par l'incision , dans laquelle je plaçais un fil , et par la méthode des piqûres. Parmi ces treize, huit eurent une vaccine vraie ; trois eurent la vaccine fausse; un ne la contracta point; et mon frère , qui avait eu, il y a 7 ans , la petite - vérole , mais qui voulait prouver que la vaccination n'était pas douloureuse , se prêta à l'opération , et n'eut aucun bouton.

Dans le nombre des huit qui eurent la

vraie vaccine, deux eurent en même temps, et sur le même bras, un bouton de fausse vaccine. Ce rapprochement de deux boutons si différens a été très - utile aux médecins qui ont suivi mes vaccinations. Ils en ont parfaitement saisi le diagnostic , et, par là , se sont mis à l'abri d'une erreur préjudiciable.

J'ai ensuite vacciné de bras à bras, c'est-à-dire , avec le virus frais développé sur les huit premiers, dix-neuf autres individus de tout âge ; et j'ai la certitude que , le 6 brumaire , la vaccine était développée sur seize.

J'ai observé, sur ces vingt-sept vaccinés , la marche décrite par Jenner, Woodwille, Aubert , Odier , marche absolument la même que celle que j'ai vue dans les vaccinés opérés par le Comité de Paris. Aucun d'eux n'a été malade ; aucun n'a eu de symptôme inquiétant, quoique, pendant le travail occasionné par le développement du bouton , il y ait eu chez trois enfans éruption de plusieurs dents. Tous n'ont eu de boutons qu'aux endroits des piqûres ; en un mot, la maladie a été à Reims ce qu'elle est par - tout ailleurs; d'une très-grande bénignité.

La réunion des deux espèces de vaccine sur les mêmes individus a donné lieu à des réflexions, qui peuvent jeter quelque lumière sur l'œthiologie de la fausse.

Dans tous les cas où j'ai observé la fausse vaccine, il y a eu dans la plaie un fil. [1] Ce fil, imprégné de virus, acquiert, par la dessiccation, une solidité presque égale à celle du bois, agit d'abord comme corps étranger dans la peau où il est introduit, et ensuite comme conducteur du virus vaccin. Aussi il y détermine une action qu'on peut dire double, qui dépend en même temps de la dureté du fil, et du virus qui y est adhérent. Ce double effet a provoqué de ma part une attention scrupuleuse toutes les fois que je l'ai rencontré.

---

[1] La lecture du traité sur l'inoculation de la petite-vérole, par Valentin et Dezoteux, m'a appris que la méthode des incisions exposait les inoculés à avoir aux endroits des piqûres, des ulcérations profondes d'une guérison très-difficile, des dépôts, des abcès, des engorgemens glanduleux, etc., etc. (page 179.) Ici, je n'ai rencontré aucun de ces accidens. La division plus étendue de la peau, l'introduction du fil, ont produit de la suppuration dans les trois premiers jours, ensuite une légère aréole, avec un peu d'engorgement dans le tissu cellulaire, une croûte jaune, et les autres symptômes de la fausse vaccine.

D'abord il y a eu, dès le lendemain de l'insertion, élévation de la portion d'épiderme qui recouvrait le fil, rougeur vive sur cette portion, et un suintement puriforme aux lèvres de la plaie. Le 2.ᵉ jour, la rougeur était beaucoup diminuée ; la portion d'épiderme était blanche, plus saillante que la veille ; et j'ai vu constamment une légère rougeur dans le tissu cellulaire qui conscrivait la petite plaie. Du 2.ᵉ au 3.ᵉ jour, la portion d'épiderme convertie en bouton par la suppuration, se crevait, et laissait suinter un pus opaque, jaunâtre, auquel succédait une croûte jaune, qui tombait le 5.ᵉ ou 6.ᵉ jour ; mais il restait à cette époque une rougeur assez profonde, avec dureté dans le tissu cellulaire voisin ; léger gonflement de la peau, accroissement sensible du cercle rouge ; en un mot, les mêmes symptômes que ceux qui dénotent un commencement d'action du virus vaccin.

Il est difficile de méconnaître dans le tableau que je viens de tracer, 1.º une action immédiatement dépendante du fil considéré comme corps étranger ; et 2.º un effet subséquent, qui est dû à une légère absorption du virus.

1.º Le fil est le *spina helmontii*, cet en-

nemi que la nature veut chasser, en dé-
terminant dans la partie où il est reçu un
mouvement inflammatoire, puis une suppuration qui enchaîne l'action du virus
vaccin. C'est ainsi qu'un caustique appli-
qué sur un chancre vénérien, peu d'heures
après un coït impur, produit une inflammation vive, prompte, qui annulle quelquefois le virus siphillitique. .

2.º La dureté du tissu cellulaire ambiant,
sa rougeur, le gonflement de la peau,
l'accroissement du cercle rouge, sont des
symptômes qui, du 5.ᵉ au 6.ᵉ jour, annon-
cent la vraie vaccine, dans tous les cas où
la vaccination n'a été compliquée d'aucune
cause étrangère. Or, ici, pourquoi refuse-
rions-nous de croire qu'une portion du
virus vaccin, amollie par l'humidité de la
plaie, a été absorbée par les vaisseaux de
la partie ; et que l'inflammation, survenue
en conséquence de l'irritation produite par
le fil, a diminué son action, et l'a circonscrite dans les étroites limites où il manifeste
sa présence? Pourquoi n'attribuerions-nous
pas à la même cause des effets absolument
semblables ?

Quant à moi, il m'est prouvé que les
fausses vaccines qui paraissent aux piqûres

dans lesquelles on a introduit et laissé un corps étranger quelconque, sont dues à l'irritation que produit ce corps étranger, et non point à une versatilité que les antagonistes de la vaccine supposent à la nature. Ne pourrait-on pas répondre de la manière suivante, à l'argument si spécieux qu'on répète par-tout : « Comment conce- « voir que de la vraie vaccine donne une « fausse vaccine ? » Cela tient au procédé dont on se sert pour vacciner ; et toutes les fois qu'on vaccinera avec de la matière prise sur le sujet vacciné présent, on sera moins exposé à donner une fausse vaccine. C'est ainsi qu'à Paris, dans toutes les vaccinations faites de cette manière, je n'ai pas entendu parler de fausses vaccines ; et que, dans trente-deux que j'ai pratiquées de bras à bras, je n'en ai eu que de vraies.

Je suis cependant loin de prétendre que l'insertion par les fils soit toujours et essentiellement suivie du développement d'une fausse vaccine : j'ai éprouvé le contraire ; et cet aveu ne détruit pas la proposition que je viens d'avancer. Il en résulte simplement que, chez certains sujets, le fil n'a pas produit une irritation aussi marquée que chez d'autres. C'est une de ces variétés qui se rencontrent tous les jours dans la médecine , et qui n'atténuent en aucune manière les règles générales sur l'action des corps irritans dans nos parties.

Je terminerai ce court Mémoire en faisant connaître un établissement formé à Reims par des officiers de santé , que leur zèle , leur courage et leur désintéressement rendent à jamais recommandables ; ce sont les citoyens Caqué , médecin de l'Hôtel-Dieu, Navier, médecin de l'Hôpital général, Demanche , médecin , Husson et Duquenelle , chirurgiens de l'Hôtel - Dieu.

Instruits par les différens rapports du Comité médical de Paris , sur l'innoculité de la vaccine ; convaincus par toutes les vaccinations que j'ai faites devant eux , que jamais il n'y a maladie , jamais contagion ; pleins de confiance dans les observations des Anglais et des Génevois qui , au milieu des épidémies varioleuses , ont reconnu et proclamé la propriété préservatrice de la vaccine ; ces officiers de santé se sont réunis en Comité médical , pour entretenir et propager à Reims le virus vaccin. Ils inoculent gratuitement toutes les personnes qui n'ont point encore eu la petite-vérole , et les dons volontaires qu'ils reçoivent sont employés au soulagement des pauvres de la ville.

Nous proposons aux officiers de santé de toute la république un exemple fait pour honorer également ceux qui l'offrent et ceux qui le suivront. C'est par de telles institutions que la médecine doit s'illustrer, et réduire au silence les déclamations impuissantes de l'intrigue, de l'intérêt, et de l'ignorance

Pendant que cet article était à l'impression, nous avons reçu du citoyen Caqué, président du Comité, deux lettres, dont voici l'extrait :

Reims, 14 brumaire an 9.

Les 3 piqûres faites au pis de la vache du citoyen Dérodé, avec le virus vaccin développé sur l'homme, ont produit trois boutons semblables à la vraie vaccine humaine. Ils ont suivi les mêmes périodes ; ils étaient de même étendue avec dépression au centre, seulement les aréoles étaient petites et peu colorées.

Reims, 19 brumaire an 9.

Le comité a vacciné huit individus avec le virus vaccin développé sur la vache. Quelques-unes des piqûres promettent une heureuse réussite. Nous vous instruirons de tout ce que cette vaccination nous offrira d'essentiel. Nous ferons en sorte de satisfaire le comité de Paris sur toutes les questions que vous nous avez adressées en son nom.

Un de nos membres a été naturaliser la vaccine à Sissones , près Laon, et à Fismes , près Soissons. Le citoyen Billet, chirurgien à Fismes , a fait vacciner ses deux enfans pour donner à ses concitoyens l'exemple de sa confiance en ce préservatif. Vous apprendrez également avec intérêt que A. Bourgongne, vacciné par vous le 24 vendémiaire , ne nous donna aucun signe ostensible du succès de la vaccination jusques au 16 brumaire. Ce jour - là nous avons apperçu avec étonnement qu'une des piqûres se dévéloppait et annonçait l'action du virus qui s'est si bien manifesté dans son frère, que vous avez vacciné au même instant et avec la même matière (virus desséché sur le verre.) Le bouton s'est étendu depuis, et, demain ou après, il sera parvenu à sa maturité. Ainsi, c'est au bout de 22 jours que la vaccine s'est dévéloppée, tandis que, suivant vos expériences de ce même jour, 24 vendémiaire, elle était en pleine activité sur les autres au bout de 8 à 9 jours.

Le feu de la vaccine s'entretient : les membres du comité, et d'autres officiers de santé de la ville mettent à cette nouvelle pratique la plus grande activité.

Signé C A Q U É , *docteur-médecin.*

Pour extraits conformes,

H U S S O N , *médecin.*

EXTRAIT d'un rapport du Comité médical de Reims; sur la vaccine,

Adressé au Comité de Paris.

LE comité médical établi à Reims pour l'insertion de la vaccine, voulant éprouver si le virus vaccin, pris sur l'espèce humaine, et transmis à la vache, s'altérerait, augmenterait, ou diminuerait d'activité, vaccina le 1.er brumaire an 9 une vache de moyen-âge, pleine depuis six mois, et très-bonne laitière, avec du pus pris le 11.e jour sur un enfant de 7 ans. On a fait à la vache trois piqûres, qui ne donnèrent que très-peu de sang. Pendant les 4 premiers jours les trayons vaccinés rendirent moins de lait. Vers le 5.e jour il parut un peu de rougeur autour des piqûres; le 6.e les boutons commencèrent à se dévélopper, et ils étaient bien formés le 8.e, plus gros qu'on ne les voit sur l'espèce humaine. Ils avaient environ 6 lignes de diamètre, creux au centre, et entourés d'une petite aréole d'un rouge brun. L'engorgement du tissu cellulaire formait sous les boutons des espèces de noyaux sphériques très-durs. Le 10.e jour les aréoles étaient dissipées, les boutons séchaient au centre, où ils restaient déprimés. Le 11.e jour la dessication s'avançant rapidement, on vaccina neuf individus avec la matière prise sur les bords des boutons; elle était encore limpide et d'une consistance moyenne. Le 20.e les croûtes tombèrent, et il resta une empreinte profonde et rougeâtre sur les trayons vaccinés. La vache a toujours été bien portante.

Parmi les individus vaccinés de pis à bras, deux seulement eurent une vaccine absolument semblable à toutes celles que le comité a vues dévélopper, et dont le nombre est à-peu-près de 100. Un eut une fausse vaccine: des six autres, deux sont marqués de petite-vérole, et ne se sont soumis à l'opération que pour chercher à obtenir un effet comparatif; un troisième n'est pas certain de n'avoir pas eu la petite-vérole, et les trois derniers sont assurés de ne pas l'avoir eue. Le comité a vacciné de bras à bras 10 individus avec le pis dévéloppé sur les deux vaccinés dont nous venons de parler. Ces vaccinations promettent une heureuse réussite [1]. Il a renouvelé avec succès l'expérience sur une autre vache, et se propose de faire dessiner et colorier l'état des trayons et des boutons dans les différens périodes du dévéloppement de la maladie.

Le comité pense, qu'indépendamment des dispositions particulières des sujets qui n'ont pas contracté la vaccine, ont eût obtenu un succès plus général en vaccinant le 9.e jour de l'insertion. A cette époque, le virus eût eu plus d'activité, les boutons étaient pleins, il n'y avait point encore de dessication au centre.

Il pense aussi qu'on réussirait peut-être plus souvent en faisant des incisions plus profondes, sur-tout chez les adultes, dont le tissu de la peau est plus serré.

Le comité croit pouvoir conclure, d'après ses expériences : 1.° que le virus vaccin, bien loin de s'altérer et de perdre de son activité sur l'espèce humaine, en

----

[1] Depuis que ce rapport est arrivé au Comité de Paris, le citoyen Caqué a écrit au citoyen Husson, en date du 5 frimaire, que trois individus au moins avaient reçu la vaccine d'un des deux vaccinés, avec le virus pris sur la vache.

conserve encore assez après de nombreuses transmis-
sions successives [1] pour communiquer aux vaches une
maladie absolument semblable à celle que le docteur
Jenner a observée sur les vaches dont il a pris le virus
pour l'inoculer à l'homme.

2.° Que le virus, pris sur la vache et inoculé sur
l'homme, n'a pas donné une maladie plus grave que
lorsqu'il est pris sur l'homme.

3.° Enfin, que l'identité du virus vaccin sur la
vache et sur le corps humain se trouve évidemment
prouvée par cette transmission réciproque d'une espèce à l'autre, sans qu'il perde son énergie.

Au nom du comité médical de Reims.

Reims, 26 brumaire an 9.

Signé CAQUÉ, *président.*

Pour extrait conforme au rapport déposé au Comité
de Paris.

Paris, 1.er frimaire an 9.

HUSSON, *médecin.*

---

[1] Il y a au moins à présent 80,000 vaccinés, tant en Angleterre, qu'à Vienne, Genève, Paris, Reims, Boulogne, etc.